BEI GRIN MACHT SICH IHR WISSEN BEZAHLT

AF136087

- Wir veröffentlichen Ihre Hausarbeit, Bachelor- und Masterarbeit

- Ihr eigenes eBook und Buch - weltweit in allen wichtigen Shops

- Verdienen Sie an jedem Verkauf

Jetzt bei www.GRIN.com hochladen und kostenlos publizieren

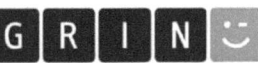

Bibliografische Information der Deutschen Nationalbibliothek:

Die Deutsche Bibliothek verzeichnet diese Publikation in der Deutschen National-bibliografie; detaillierte bibliografische Daten sind im Internet über http://dnb.d-nb.de/ abrufbar.

Dieses Werk sowie alle darin enthaltenen einzelnen Beiträge und Abbildungen sind urheberrechtlich geschützt. Jede Verwertung, die nicht ausdrücklich vom Urheberrechtsschutz zugelassen ist, bedarf der vorherigen Zustimmung des Verlages. Das gilt insbesondere für Vervielfältigungen, Bearbeitungen, Übersetzungen, Mikroverfilmungen, Auswertungen durch Datenbanken und für die Einspeicherung und Verarbeitung in elektronische Systeme. Alle Rechte, auch die des auszugsweisen Nachdrucks, der fotomechanischen Wiedergabe (einschließlich Mikrokopie) sowie der Auswertung durch Datenbanken oder ähnliche Einrichtungen, vorbehalten.

Impressum:

Copyright © 2018 GRIN Verlag
Druck und Bindung: Books on Demand GmbH, Norderstedt Germany
ISBN: 9783346218957

Dieses Buch bei GRIN:

https://www.grin.com/document/703323

Anna Grimminger

Das Mehrspeichermodell von Atkinson und Shiffrin. Erinnern in Stufen

GRIN Verlag

GRIN - Your knowledge has value

Der GRIN Verlag publiziert seit 1998 wissenschaftliche Arbeiten von Studenten, Hochschullehrern und anderen Akademikern als eBook und gedrucktes Buch. Die Verlagswebsite www.grin.com ist die ideale Plattform zur Veröffentlichung von Hausarbeiten, Abschlussarbeiten, wissenschaftlichen Aufsätzen, Dissertationen und Fachbüchern.

Besuchen Sie uns im Internet:

http://www.grin.com/

http://www.facebook.com/grincom

http://www.twitter.com/grin_com

Hausarbeit

Modul: Allg. Psychologie I

Studiengang: Wirtschaftspsychologie B. Sc.

Von

Anna Grimminger

Inhaltsverzeichnis

Abkürzungsverzeichnis

KZG .... Kurzzeitgedächtnis

LZG .... Langzeitgedächtnis

MMST .... Mini Mental Status

SG .... sensorisches Gedächtnis

Abbildungsverzeichnis

1 Einleitung

Das Gedächtnis spielt bei uns Menschen eine sehr große Rolle. Keines mehr zu besitzen, das ist nur schwer unvorstellbar. Die scheinbar einfachsten Dinge des alltäglichen Lebens wie Sprechen und Laufen würden nicht mehr funktionieren. Das Gedächtnis kann jedoch durch innere sowie äußere stattfindende Prozesse geschädigt werden. Hier wird meist von Alterskrankheiten gesprochen. In Deutschland zeigen die Entwicklungen des demografischen Wandels, dass der Bevölkerungsanteil der über 65-Jährigen drastisch steigt. Durch die niedrige Geburtenrate und die steigende Lebenserwartung beträgt der Anteil der älteren Menschen in der EU 19,4% (2017). In Deutschland liegt er bei 21,2% - das heißt, dass mehr als jeder Fünfte ist mindestens 65 Jahre alt ist.[1] In Verbindung mit der höheren Lebenserwartung steigt die Anzahl der Alterskrankheiten, etwa Demenz.

Demenz ist eine organische psychische Erkrankung, die sich im Gehirn sehr weitläufig ausbreitet. Bereiche wie Gedächtnis, Orientierung und Sprache werden bei dieser Hirnkrankheit immer schlechter.[2] Momentan sind es über 24 Millionen Menschen, die mit einer Hirnkrankheit leben. Auch in Deutschland leben zurzeit 1,6 Millionen Menschen mit diagnostizierter Demenz. Bisher ist die Krankheit noch nicht heilbar, was die Bevölkerung beunruhigt. Die Fallzahlen steigen und stellen den Staat, die Gesellschaft und die Medizin vor wachsenden Aufgaben.

Ziel dieser Hausarbeit ist es, einen Einblick in das Krankheitsbild der Demenz zu bekommen und das Gedächtnismodell zu verstehen. Dabei werden die theoretischen Grundlagen bezüglich der Gedächtnisprozesse im zweiten Kapitel behandelt. Es folgen die Krankheitsformen der Demenz, hier werden Symptome und der Verlauf betrachtet. Ebenso wird die Nonnen-Theorie veranschaulicht und aufgezeigt, wie das Gehirn funktioniert. Anschließend folgt die Diskussion über die Hauptmerkmale. Am Ende dieser Hausarbeit gibt es ein Fazit und Ausblick über Verbesserungen und Umgang der Krankheit.

---

[1] Vgl. *Statistisches Bundesamt* (2018)
[2] Vgl. *Kieslich* (2008)

2 Gedächtnis

2.1 Gedächtnisprozesse

Sein Gedächtnis zu verlieren und sich an nichts mehr zu erinnern, das ist im wahrsten Sinne des Wortes undenkbar. Ohne Gedächtnis wäre man unfähig aus Erfahrungen zu lernen, Probleme zu lösen oder in die Zukunft zu planen. Erinnerungen an Episoden aus unserem Leben wären einfach verloren.

Beim Lernprozess werden Informationen und Wissen im Gedächtnis gespeichert und können abgerufen werden. Das Langzeitgedächtnis wird in zwei Formen unterteilt: in das explizite und implizite Gedächtnis. Das explizite Gedächtnis, auch deklarativ genannt, umfasst Fakten und Ereignisse, die bewusst verarbeitet wurden. Das implizite Gedächtnis, auch prozedurales Gedächtnis genannt, enthält Informationen, die unbewusst aufgenommen wurden.[3] Nach der Dauer der Informationsspeicherung lässt sich das Gedächtnis in das sensorische Gedächtnis, das Kurzzeitgedächtnis und das Langzeitgedächtnis unterteilen.[4]

Unter dem Gedächtnisprozess wird zwischen drei Phasen unterschieden: Enkodierung, Speicherung und Abruf. Zuerst werden die zutreffenden Reize (visuell, auditiv, taktil usw.) enkodiert.[5] Das Enkodieren ist der Vorgang der Informationsaufnahme und Verarbeitung in das Gedächtnissystem. Als nächster Schritt kommt die Speicherung. Bei der Speicherung werden die Informationen in das dauerhafte Behalten umgewandelt. Der letzte und wichtige Schritt besteht im Abrufen. Dabei werden die gespeicherten Informationen zu einem späteren Zeitpunkt abgerufen.

---

[3] Vgl. *Becker-Carus/Wendt* (2017), S. 389
[4] Vgl. *Piefke/Fink* (2013), S. 14
[5] Vgl. *Kreddig und Karimi* (2013), S. 60

2.2 Mehrspeichermodell

Es gibt eine Vielzahl von Modellen über den Aufbau und Gedächtnisses. Allerdings ist das Mehrspeichermodell von Atkinson und Shiffrin (1968) eines der einflussreichsten und bekanntesten Modelle.[6]

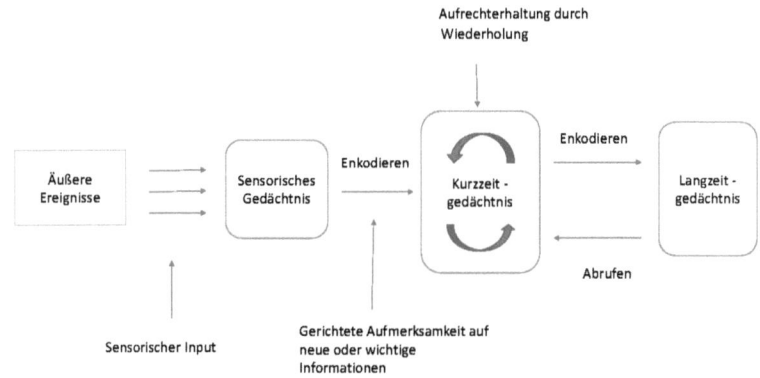

Abb.: 1: Der Informationsfluss durch das Gedächtnismodell nach Atkinson & Shiffrin, 1968

(Quelle: Eigene Darstellung in Anlehnung an Baddeley, A.: 1994, S. 60;

Buchner, A./Brandt, M.: 2008, S.430; Becker-Carus, C.: 2011, S. 370;

Anderson, J.R.: 2013, S. 120; Myers, D.G.: 2014, S. 330).

Das Modell des menschlichen Gedächtnisses zeigt drei verschiedene Speicher, die miteinander in Verbindung stehen. Das Sensorische Gedächtnis (SG), Kurzzeitgedächtnis (KZG) und zuletzt das Langzeitgedächtnis (LZG).[7] Man sagt dazu auch das Dreistufenmodell.[8]

Zunächst nehmen wir Menschen verschiedene Umweltreize wie Informationen und Eindrücke wahr. Diese Informationen werden anschließend vom SG, auch Ultrakurzzeitgedächtnis genannt, erfasst. Informationen werden dabei ganzheitlich sowie vollständig wahrgenommen. Hierbei handelt es sich jedoch um eine kurzfristige Wahrnehmung der Umweltreize.

---

[6] Vgl. *Kreddig und Karimi* (2013), S. 60
[7] Vgl. *Baumgarth* (2008), S. 42
[8] Vgl. *Myers* (2014), S. 330

Die Informationen werden allerdings weniger als eine Sekunde gespeichert. Nur relevante und interessante Informationen werden an das KZG weitergeleitet. Hier werden die Informationen weiterverarbeitet, das heißt, dabei findet eine Enkodierung statt. Da das KZG nur eine geringe Kapazität hat, werden Informationen nur 15 bis 45 Sekunden gespeichert. Damit bestimmte Informationen, die man sich dauerhaft merken möchte, gespeichert bleiben, muss man diese stetig wiederholen. Somit gelangen die Informationen in das LZG. Dort werden die Informationen langfristig gespeichert. Hier besteht eine hohe bis fast unbegrenzte Kapazität.[9]

2.2.1 Sensorisches Gedächtnis

Das SG wird auch als Ultrakurzzeitgedächtnis bezeichnet.[10]

Dieses Gedächtnis registriert alle Reize, die der Mensch über seine Sinnenwahrnehmung aufnimmt. 80 - 85% der Sinneswahrnehmung nimmt ein Mensch mit seinen Augen auf, 10 - 15% mit den Ohren und die restlichen 5-10% mit seinen anderen drei Sinnen.[11] Die Aufgabe des SG ist es uns Menschen vor einer Reizüberflutung zu schützen. Würde man alle Sinneseindrücke und Informationen abspeichern, denen man ständig ausgesetzt ist, so wäre unser Gehirn in kürzester Zeit überfordert. Das SG verfügt zwar über eine Menge Kapazität, allerdings nur für eine kurze Dauer. Es ist vergleichbar mit einem Schnappschuss. Sobald eine neue Information wahrgenommen wird, ist die vorgehende Information schon wieder verschwunden. Das SG wird zwischen folgenden Instanzen unterschieden.[12]

Das **Ikonisches Gedächtnis** beschreibt das Kurzzeitgedächtnis für visuelle Eindrücke, an die man sich nur wenige Zehntelsekunden lang erinnern kann.

Das **Echoisches Gedächtnis** ist ein kurzzeitiges sensorisches Gedächtnis für auditive Reize. Wenn die Aufmerksamkeit durch irgendetwas abgelenkt wird, sind Wörter sowie Geräusche noch in einem Zeitfenster von drei bis vier Sekunden erinnerlich.

---

[9] Vgl. *Baddeley* (1994), S. 61ff; *Becker-Carus* (2011), S. 370; *Myers* (2014), S. 330
[10] Vgl. *Tücke* (2003), S. 160
[11] Vgl. *Pluntke* (2013), S. 60
[12] Vgl. *Myers* (2014), S. 333

3.2.2 Sekundäre Demenzformen

Sekundäre Demenzformen treten im Vergleich zu primären Demenzform seltener auf. Sie entsprechen 10% aller Demenz-Erkrankungen. Der Unterschied zur primären Form liegt darin, dass die Ursache nicht im Gehirn vorliegt. Vielmehr können sekundäre Demenzformen durch andere Krankheiten hervorgerufen werden. Beispielsweise tritt bei einer sekundären Form die Demenz infolge einer anderen Grunderkrankung auf. Das können z.b. Tumore, Stoffwechselkrankheiten oder auch Vergiftungen durch zu viel Alkohol sowie Drogen sein. Auch bei einer zu geringen Einnahme an Vitaminen kann eine sekundäre Demenz ausgelöst werden. Anders als bei einer primären Demenz sind die sekundären Demenzformen zum Teil heilbar.[38]

3.3 Symptome der Demenz und Krankheitsverlauf

Das typische Symptom der Demenz, das der Bevölkerung meistens als erstes einfällt, ist die Gedächtnisstörung. Allerdings gibt es noch einige andere Symptome, die für eine Demenzform sprechen. Oft sind es Symptome im Bereich der Psyche, der Orientierung, der körperlichen Funktionen sowie des Verhaltens.[39] Die Gedächtnisstörungen sind kognitive Symptome. Den kognitiven Symptomen liegen im Allgemeinen Störungen des Denkprozesses zugrunde.

Je nachdem welcher Gehirnbereich beschädigt ist, treten die entsprechenden Einzelsymptome hervor. So kann es zu Sprachstörungen, wie Wortfindungsstörungen oder Störungen der Orientierung und Konzentration, kommen. Nicht alle Symptome sind zu Beginn sichtbar, jedoch zeigt sich eine Vielzahl der kognitiven Symptome bereits in der ersten Phase der Demenz. Dazu gehört die die Apraxie, die eine Störung von Handlungen beschreibt. Sie wird auch als Werkzeugstörung bezeichnet. Im Alltag betrifft es häufig die Gegenstände wie Besteck oder das Geschirr.

---

[38] Vgl. *Frohn/Staack* (2012), S. 46
[39] Vgl. *Kastner/Löbach* (2010), S. 10

So kann es vorkommen, dass eine betroffene Person vor einem reichlich gefüllten Teller sitzt und das Besteck nicht richtig handhaben beziehungsweise die Funktion ausführen kann. Solche Symptome, wie auch die Bedienung von Haushaltsgeräten, sind schon im Frühstadium sichtbar.[40]

Kognitive Symptome verschlimmern sich im Verlauf der Krankheit, hingegen können sich psychische Symptome über die Zeit verändern oder sich auch verbessern. Einige Demenzkranke zeigen Emotionen wie Angst, Misstrauen und Furcht ebenso treten Depressionen häufig in Vordergrund. Bei der Lewy-Körperchen-Demenz sind es häufig Halluzinationen.[41]

In den meisten Fällen, treten Verhaltensänderungen im mittelschweren Demenzstadium auf. Die häufigsten sind hier Schlaf-Wach-Rhythmus, rufen und schreien, Aggresivität, Umherlaufen sowie An- und Ausziehen und Sexuelle Enthemmungen. Hierbei lassen sich Unruhezustände wie Umherlaufen am meisten beobachten.

Bei einer Demenzerkrankung kommen auch körperliche Symptome zur Geltung. Zu den wichtigsten gehören Inkontinenz, Einschränkung der Mobilität, Schlafstörungen und Schluckstörungen. Bei den am häufigsten auftretenden Demenzformen treten körperliche Symptome zu Beginn des schweren Demenzstadiums auf.[42]

Zusammengefasst lässt sich der Verlauf einer Demenz in drei Stadien einteilen:

- **Leichte Demenz** = erste kognitive Symptome.
- **Mittelschwere Demenz** = Kennzeichnung durch Verhaltensänderungen sowie Störungen im Alltag.
- **Schwere Demenz** = Auftreten von schweren körperlichen Störungen.

---

[40] Vgl. *Kastner/Löhbach* (2010), S. 12
[41] Vgl. *Kastner/Löhbach* (2010), S. 13-14
[42] Vgl. *Kastner/Löhbach* (2010), S. 18-19

3.4 Diagnostik

Die Symptomatik einer Demenz wird entweder von der Person selbst oder von einem Angehörigen geschildert. Eine ärztliche Untersuchung scheint hier sinnvoll, sobald man Veränderungen mitbekommt und das 60. Lebensjahr erreicht hat. Eine Untersuchung für die Stellung der Diagnose „Demenz" sind Kriterien nach ICD-10 und DMS-III festgelegt.[43] Um eine Demenz von Alterserscheinungen abzugrenzen, muss das Krankheitsbild ganzheitlich geprüft werden. Hierbei ist eine Anamnese zwingend erforderlich, um zu schauen welche bestimmten Symptome vorliegen. Ebenfalls ist es wichtig eine Fremdanamnese durchzuführen, da Angehörige oder Freunde oftmals mehr Symptome wahrnehmen als der Betroffene selbst. Im weiteren Verlauf wird die Ausdehnung kognitiver und psychischer Störungen sowie Veränderungen des Verhaltens bewertet.

Durch psychische Leistungstests wird geprüft, ob die gängigen Symptome einer Demenz vorliegen. Der sogenannte Screening-Test soll Antworten für den Bereich der kognitiven Störungen liefern. Zudem gibt es den Mini Mental Status Test (MMST), bei dem über elf Fragen mögliche Störungen der Orientierung sowie der Merkfähigkeit, der Sprache und Konzentration ermittelt werden. Weiterhin gibt es Skalen für die Alltagskompetenz, Verhaltensänderungen und psychische Symptome. Die sogenannte Reisberg-Skala, benannt nach dem amerikanischen Psychiater Dr. Barry Reisberg, teilt den Schweregrad in sieben Stufen ein. Laboruntersuchungen, wie ein CT oder MRT, werden durchgeführt, um andere Krankheiten mit ähnlichen Symptomen auszuschließen. Die bildgebenden Verfahren geben Auskunft über mögliche Veränderungen des Gehirns, Durchblutungsstörungen, Tumore oder Hirninfarkte. Durch Laboruntersuchungen können Befunde wie eine Schilddrüsenunterfunktion oder ein Vitaminmangel festgestellt oder ausgeschlossen werden. In 80 % der Fälle kann durch diverse Untersuchungen eine Demenz diagnostiziert oder ausgeschlossen werden.[44]

---

[43] Vgl. *Waselewski* (2002)
[44] Vgl. *Kastner/Löbach* (2010), S. 45-63

3.5 Therapie

Sobald die Diagnose „Demenz" diagnostiziert wurde, ist der nächste Schritt einen individuellen Behandlungsplan zu erstellen. Ziel ist es dabei, die maximale Lebensqualität stabil zu halten. Demenz ist zum heutigen Zeitpunkt nicht heilbar. Allerdings ist es möglich, mit Medikamenten und nichtmedikamentösen oder natürlichen Behandlungsmöglichkeiten die Symptome zu lindern. Dies ist je nach Stadium der Erkrankung unterschiedlich. Die Therapien werden dem jeweiligen Demenzstadium angepasst. Bei der leichten Demenz liegt der Fokus auf die Verlangsamung des Fortschreitens sowie eine Beratung mit den Angehörigen. Bei der mittelschweren Demenz werden die medikamentösen Maßnahmen bedeutsam. Ein Gedanke über die weitere Wohn- und Pflegestation darf nicht vergessen werden. Bei der schweren Demenz steht die Ernährung sehr im Vordergrund. Die verschiedenen Therapien sind jedoch nicht nur auf bestimmte Stadien beschränkt. Eine nichtmedikamentöse Therapie erhält jeder Patient, egal in welchem Stadium.[45]

Es gibt wenige Arzneimittel, die dabei helfen, das Sinken der kognitiven Leistungsfähigkeit hinauszuzögern. Bei der medikamentösen Therapie (Antidementiva) gibt es Medikamente für die kognitive Fähigkeit, die z.B. Gedächtnisfunktionen sowie Konzentration, Lern- und Denkfähigkeit verbessern. So wird bei der Alzheimer-Demenz zum einen ein Acetylcholinesterase-Hemmer eingesetzt, um das Defizit an Acetylcholin, welches das Demenzsyndrom auslöst, auszugleichen. Das Medikament sorgt dafür, dass dieser sogenannte Botenstoff länger zur Verfügung steht. Antidementiva sind Psychopharmaka, die speziell für Demenzerkrankungen entwickelt wurden. Dabei wirken Antidementiva sowie auch Anxiolytika angstlösend und schlafstörend. Sie lindern die Schmerzen und sorgen für die Aufhellung der Stimmung. Als reines Schlafmittel werden Hypnotika eingesetzt. Ein ebenfalls oft verwendetes Medikament ist ein NMDA-Antagonist, der für den Botenstoff Glutamat zuständig ist, damit nicht durch ein Ungleichgewicht Schäden auftreten.

---

[45] Vgl. *Kastner/Löbach* (2010), S. 65-67

Eine Voraussetzung für eine Therapie mit Antidementiva ist es, dass eine Bezugsperson die regelmäßige Einnahme kontrolliert, die Einheiten in vollen Maßen stimmen und dass die Alzheimerkrankheit sicher diagnostiziert wurde.[46]

Psychopharmaka sind meist mit vielen Nebenwirkungen verbunden, sodass sie meist erst dann eingesetzt werden, wenn nichtmedikamentöse Maßnahmen nicht mehr ausreichen.[47]

Zu den nichtmedikamentösen Maßnahmen zählen u.a. Psycho- und Ergotherapie, Psychotherapie, Logopädie sowie Erinnerungsarbeit und Kreativtherapie. Die Psychotherapie ist für das Wohlbefinden der Patienten und Angehöriger zuständig und wird zu Verhaltensänderungen eingesetzt. Bei Schluckstörungen kommt die Logopädie in Einsatz. Durch die Ergotherapie werden motorische Fähigkeiten gestärkt. Die Kunsttherapie kann zum Stressabbau und zur Konzentrationsverbesserung beitragen.[48]

Bei einer natürlichen Behandlung wird die Anwendung von Heilkräutern und Vitaminen verwendet. [49]

4. Was passiert im Gehirn?

Das Gehirn besteht aus vielen Milliarden Nervenzellen. Da die Informationen ausgetauscht werden, sind die Fasern dicht miteinander vernetzt.

Die Nervenzellen bauen sich nach und nach ab und sterben in der Hirnrinde sowie tief im Inneren.
Durch das Abbauen der Nervenzellen werden die Übertragungsstellen gestört, welche für die Weiterleitung und Verarbeitungen von Informationen notwendig sind.

---

[46] Vgl. *Dr. Flemmer* (2012), S. 33-36
[47] Vgl. *Kastner/Löbach* (2010), S. 74-78
[48] Vgl. *Kastner/Löbach* (2010), S. 67-74
[49] Vgl. *Dr. Flemmer* (2012), S. 33

Acetylcholin ist ein Überträgerstoff, der für die Informationsleitung gebraucht wird. Dieser wird in Nervenzellen produziert, die sich in der Tiefe des Gehirns befinden. Durch das Absterben von Nervenzellen wird das Acetylcholin zu wenig produziert - und führt zu Störungen der Informationsverarbeitung und somit zum Gedächtnisverlust.[50]

5. Nonnen- Studie

David A. Snowdon ist ein Epidemiologe und Professor für Neurologie und führte in den USA eine Alzheimerforschung bei Nonnen durch. Nonnen eignen sich aus verschiedenen Gründen ausgezeichnet als Studienobjekte. Sie leben seit Jahrzehnten zusammen und haben aus diesem Grund ähnliche Tagesabläufe und soziale Bindungsstrukturen. Außerdem bilden sie eine sehr homogene Gruppe. Es werden keine Drogen konsumiert, ebenso kaum Alkohol, und sie besitzen keine Kinder. Das heißt, es gibt geringe externe Faktoren, die zusätzlich Störungen auslösen könnten.

Die ersten Ergebnisse zeigten, dass die Schwestern, die beim Eintritt in den Orden schon komplexe Autobiografien verfassten, ein geringeres Risiko hatten im späteren Leben an Alzheimer zu erkranken. Als man die Gehirne untersuchte, bei denen der Befund Alzheimer bestätigt war, konnte man einen deutlichen Rückgang der Gehirnmasse feststellen. Es wurden sogenannte „Plaques" unter einem Mikroskop identifiziert. Das bedeutet so genannte Eiweißablagerungen im Gehirn. Dies sind Hauptmerkmale der Alzheimererkrankung. Bei „Plaques", auch Amyloid Plaques genannt, handelt es sich um ein stark verändertes Protein, welches sich als Ablagerung an der Außenseite von Nervenzellen ansammelt. Viele Wissenschaftler sind der Meinung, dass hier die Ursache der molekularen Zusammenhänge der Alzheimer Krankheit liegt.[51]

---

[50] Vgl. *Deutsche Alzheimer Gesellschaft e.V. Selbsthilfe Demenz*
[51] *Vgl. Maier*

Gerald Hüther ist einer der bekanntesten Gehirnforscher in Deutschland. Dieser Wissenschaftler ist der Meinung, dass ein Mensch nicht dement wird, weil das Gehirn nach und nach abbaut. Das Hauptproblem liegt an der eigenen Lebensweise der Menschen, was sie daran hindert, die Selbstheilungskräfte ihres Gehirns zu starten und sich vor Demenz zu schützen.

Die Untersuchung einiger Nonnen in den USA nach deren Tod zeigte bei einem Drittel der Frauen ein beschädigtes Gehirn. Trotz Ablagerungen sowie verstopften Gefäßen hatte kaum jemand zu Lebzeiten die Krankheit Demenz. Offensichtlich kann man feststellen, dass die Gehirne der Nonnen die Fähigkeit hatten den Abbau zu kompensieren und ihre Struktur umzubauen. [52]

6. Diskussion

Der demographische Wandel ist weltweit durch eine Zunahme der Lebenserwartung und einen Rückgang der Geburtenrate gekennzeichnet.
Die Zahl der altersbedingten Krankheiten ist im Vergleich zu den letzten Jahren deutlich gestiegen. Folglich auch die Zahlen an Demenzerkrankungen.
Die Betreuung von Menschen mit einer Demenzerkrankung ist dagegen sehr vielfältiger geworden. Man kennt sich besser mit der Krankheit aus - allerdings ist die Ursache nach der Alzheimer Erkrankung noch nicht erforscht.
Es gibt zwar diverse Medikamente für verschiedene Symptome, jedoch sind diese eben nur symptomatisch einsetzbar. Für die kommenden Jahre wird in der Bundesrepublik Deutschland mit einem Zuwachs an älteren Menschen zu rechnen sein, was wiederum für eine Veränderung der Gesellschaft sorgt.
Allerdings steigt auch das Verarmungsrisiko. Diesbezüglich ist es ein wichtiger Punkt, dass es Nachbesserungen bei der Pflegeversicherung gibt. Bei den Angehörigen kann es durch die Anforderungen an Betreuung und Pflege schnell zu einer Überlastung kommen. Durch die tägliche Arbeit im Geschäft und die Pflege der Angehörigen kann es auch zu einem Zeitmangel kommen,

---

[52] *Vgl. Apfel*

der dazu führt, dass man seine eigenen Interessen und sozialen Kontakte vernachlässigt.

Ebenso verändern sich in Deutschland die Familienformen, da viele Kinder heutzutage früh ausziehen, z.b. aufgrund des Studiums, und die Hochschule weit entfernt ist. Somit ist es für die Kinder kaum möglich, sich um die Pflege, Unterstützung oder Betreuung der Großeltern oder gar der eigenen Eltern zu kümmern.[53] Manche Angehörige wissen nicht, wie sie mit der Situation umgehen sollen, da sie z.b. nicht akzeptieren können, dass die betroffene Person auf einmal alles vergisst und nicht mehr weiß, dass ein Besteck fürs Essen gebraucht wird. Aus dem Grund ist es wichtig, sich frühzeitig Hilfe zu holen und sich mit dem Thema Demenz zu beschäftigen, um die betroffene Person zu verstehen. Um die Gruppe der Angehörigen zu unterstützen, da in der heutigen Zeit viele auch alleinerziehend sind und somit eine zunehmende Erwerbstätigkeit besteht, gibt es verschiedene Pflegegruppen. Etwa Unterstützung im Haushalt oder Tagespflege. Ebenso gibt es auch ein spezialisiertes Wohnheim, die für Demenzerkrankte ausgestattet sind.[54] Dies ist nämlich sehr wichtig, da Demenzpatienten eine andere Wahrnehmung an manchen Tagen besitzen und somit z.b. die Orientierung in der Wohnung verlieren können. Da kann zum Beispiel eine Toilette, die schon seit Jahren an derselben Stelle existiert, auf einmal nicht mehr zu finden sein.

Risiken entstehen aber auch im gesundheitlichen und finanziellen Bereich der Angehörigen. Da das Renteneintrittsalter steigt, wird eine private Pflege zu Hause schwieriger. Außerdem gibt es aufgrund der sinkenden Kindesanzahl weniger Angehörige, die für eine Pflege bereitstehen. Um den Mangel auszugleichen bzw. stabil zu halten, müssten Bekannte oder auch Ehrenamtliche mit einbezogen und geschult werden.

Auch in verschiedenen Pflegeheimen ist die Situation aufgrund des Personalmangels problematisch. Zum einen steigt die Zahl der Alterserkrankungen und zum anderen fehlt das entsprechende Personal. Der Pflegeberuf müsste also dringend attraktiver gestaltet werden. Hier ist die Entlohnung ein großes Thema. Da durch den Personalmangel ein großes Zeitproblem entsteht, leiden die Umstände bzw. die Qualität und der Umgang mit Demenzpatienten. Durch den Personalmangel ergeben sich allerdings neue

---

[53] Vgl. *Weinberger/Krings/Hirsch/Decker* (2018), S. 82-83
[54] Vgl. *Rosentreter* (2018)

Chancen für geringere Qualifizierte oder Arbeitslose, die durch eine Ausbildung oder ein Praktikum als Betreuungsassistenten den Personalmangel lindern könnten.

Es gibt auch in begrenztem Umfang technische Hilfen. Um das Personal in der Pflege zu unterstützen, lässt sich z.B. durch spezielle Sensor-Matten feststellen, wann sich die Patienten fortbewegen. Ebenso gibt es bestimmte schwarze Aufkleber, die auf dem Boden einen Kreis abbilden, um ein Weglaufen von Patienten zu verhindern. Der Trick dabei ist, dass ein Loch im Boden vorgetäuscht wird, das den Patienten scheinbar den Weg zur Tür versperrt.

Das Betreute Wohnen ist auch eine gute Option für Demenzpatienten, die noch nicht schwer erkrankt sind. Die Bewohner werden durch einen ambulanten Pflegedienst betreut und beschützt. Hier kann der Betroffene fast sein eigenes Leben weiterführen wie zuvor und hat durch den Besitz einer eigenen Wohnung ein besseres Selbstwertgefühl als in einem Zimmer im Pflegeheim.[55]

Es ist wichtig der Gesellschaft einen Einblick in das Thema „Demenz" zu verschaffen. Besonders dann, wenn Angehörige betroffen sind. Angehörige ekeln und fürchten sich oftmals, und sie leiden - doch um Situationen aus der Sicht eines Demenzpatienten zu verstehen, sollten sie die Möglichkeiten von Informationsveranstaltungen nutzen. Auch in diversen Büchern der Fachliteratur gibt es verschiedene Hilfestellungen.

7. Fazit und Ausblick

Die Diagnose einer Demenzerkrankung bereitet den betroffenen Menschen und deren Angehörigen nicht nur Sorgen, Ängste und Belastungen, sondern auch finanzielle Probleme.

Die Wahrscheinlichkeit von dieser chronischen Krankheit betroffen zu sein, steigt mit zunehmendem Alter. Bei der Demenz, bei der es sich um unheilbare

---

[55] Vgl. *Rosentreter* (2018)

Hirnkrankheit handelt, werden in der Hirnrinde und in tiefer liegenden Hirnstrukturen Nervenzellen abgebaut. Dabei verändert sich die Persönlichkeit, aber auch die kognitive und motorische Fähigkeit. Das bekannteste Symptom, die Vergesslichkeit, ist ein alltäglicher Prozess, der auf allen drei Stufen des Informationsverarbeitungsprozesses - also Enkodierung, Speicherung und Abruf - vorkommt.

Die Krankheit Demenz ist im Vergleich zu den letzten Jahren stark gestiegen. Da die Alzheimer Krankheit aktuell noch nicht heilbar ist, ergeben sich dringend gesellschaftliche und staatliche Aufgaben. Immerhin kann die Medizin die Krankheit durch medikamentöse und nicht-medikamentöse Mittel verlangsamen. Somit ist es wichtig, die Demenz frühzeitig zu diagnostizieren. Ebenfalls ist es wichtig, die Menschen frühzeitig über Demenz aufzuklären, um rasch reagieren zu können und zeitnah zu handeln. Dank der neuesten Technologien ist es möglich schnell zu erkennen, um welche Demenzart es sich handelt. Als Prävention ist es für jeden Einzelnen wichtig, eine bewusste und gesunde Lebensweise zu führen, um eine Ausbreitung zu mindern und die Risikofaktoren einer Erkrankung zu reduzieren. Die Demenz ist eine Krankheit, die uns zunehmend begleiten und uns immer öfter ins Gedächtnis gerufen wird.

Literaturverzeichnis

Baddeley, A. (1994), Human Memory – Theory and Practice, Hove.

Baumgarth, C. (2008), Markenpolitik. Markenwirkungen- Markenführung-Markencontrolling, 3., überarbeitete und erweiterte Aufl., Wiesbaden.

Becker-Carus, C./Wendt, M. (2017), Allgemeine Psychologie. Eine Einführung, 2., vollständig überarbeitete und erweiterte Neuauflage (Lehrbuch).

Becker-Carus, C. (2011), Allgemeine Psychologie- Eine Einführung. 1. Aufl., (2004), Heidelberg.

Freud, S. (2000), Vorlesungen zur Einführung in die Psychoanalyse (Studienausgabe). In: Mitscherlich, A./Richards, A./Strachey, J./Grubrich-Simitis, I. (Hrsg.), Frankfurt am Main.

Frohn, B./Staack, S. (2012), Demenz. Leben mit dem Vergessen. Diagnose, Betreuung, Pflege - Ein Ratgeber für Angehörige und Betroffene, Schleswig-Holstein.

Flemmer, Dr. A. (2012), Demenz natürlich behandeln. Das können Sie selbst tun- so helfen Sie angehörige, Hannover.

Gerrig, R. J./Zimbardo, P. G./Graf, R. (2008), Psychologie, 18. Aufl., München.

Habermann, C./Kloster, Friederike. (2009), Ergotherapie im Arbeitsfeld Neurologie. Habermann, C./Kloster, Friederike (Hrsg.). 2. Aufl., Stuttgart.

Hoffmann, S. O. (1999), Psychoanalyse. In: Lück, H.E./Miller, R. (Hrsg.): Illustrierte Geschichte der Psychologie. 2., korrigierte Aufl., Weinheim, S. 579-586.

Kieslich, S. (2008), Demenz. Der Angehörigenratgeber 2. Aufl., Südwest.

Kastner, U./ Löbach, R. (2010), Handbuch Demenz. 2. Aufl., München.

Kredding, N./Karimi, Z. (2013): Kognition. In: Kredding, N./Karimi, Z. (Hrsg.): Psychologie für Pflege- und Gesundheitsmanagement, Wiesbaden, S.59-88.

Laux, D. (2016), Nachhaltige Beschaffung. In: Books on Demand. (Hrsg.): Ein Leitfaden für Bedarfsstellen, Beschaffungsverantwortliche und Studenten der öffentlichen Verwaltung im VOL-Bereich. Studium aus dem Fachbereich der Verwaltung der Hochschule für Polizei und Verwaltung, Wiesbaden.

Myers, D. G. (2014), Psychologie. 3. Aufl., Berlin, Heidelberg.

Piefke, M./Fink, G. (2013), Gedächtnissysteme und Taxonomie von Gedächtnisstörungen. In: Bartsch, T./Falkai, P. (Hrsg.), Gedächtnisstörungen. Diagnostik und Rehabilitation, Berlin, Heidelberg, S. 14-30.

Pluntke, S. (2013), Lehrrettungsassistent und Dozent im Rettungsdienst. Für die Aus- und Weiterbildung. Mit 120 Abbildungen, Berlin, Heidelberg.

Rattner, J. (1995), Klassiker der Psychoanalyse. 2. Aufl., Weinheim.

Rosentreter, S. (2018, 15. Oktober), Wie wir besser mit demenziell veränderten Menschen leben- Ilses weite Welt. Vortrag bei einer Informationsveranstaltung über Demenzerkrankungen, Filderklinik, Klinik für Anthroposophische Medizin, Filderstadt.

Streit, J. (2005), Eltern als Therapeuten. Ein Leitfaden zum Umgang mit Schul- und Lernproblemen. Mit 28 Abbildungen und 6 Tabellen, Berlin, Heidelberg.

Schermer, F.J. (2006), Lernen und Gedächtnis. 4., überarbeitete und erweiterte Aufl., Stuttgart.

Tücke, M. (2003), Grundlagen der Psychologie für (zukünftige) Lehrer. Münster.

Waselewski, M. (2002), Demenz in Altenpflegeheimen. Studie zur Bewohnerstruktur im Hinblick auf gerontopsychmatisch bedingte Pflegeprobleme, Hannover.

Weinberger, N./Krings, B.J./Hirsch, J./Decker, M. (2018), Humanwissenschaftliche Kenntnisse. In Weinberger, N./Krings, B.J./Hirsch, J./Decker, M. (Hrsg.), Mobiles, selbstbestimmtes Leben von Menschen mit Demenz im Quartier. Methodik und Ergebnisse, Karlsruhe, S. 82-83.

Zimbardo, P.G. (1992), Psychologie. 5., neu übersetzte und bearbeitete Aufl., Berlin.

Zimbardo, P.G. (1983), Psychologie. Bearbeitet und herausgegeben von W.F. Angermeier/J.C. Brenngellman/Th. J. Thiekötter. Vierte, neubearbeite Auflage, mit 322 zum Teil farbigen Abbildungen.

Internetquellen

Apfel, P.

Nonnen- Studie: geschädigtes Gehirn, keine Demenz.

https://www.focus.de/gesundheit/ratgeber/gehirn/forschung/der-demenz-falle-entgehen-hirnforscher-raet-so-staerken-sie-die-selbstheilungskraefte-des-gehirns_id_7713009.html
(zuletzt geprüft am 16.10.2018)

Clasen, A.

Demenz: Wenn die geistigen Fähigkeiten nachlassen.

https://www.onmeda.de/krankheiten/demenz.html
(zuletzt geprüft am 07.09.2018)

Deutsche Alzheimer Gesellschaft e.V. Selbsthilfe Demenz

Alzheimer- Was passiert im Gehirn?
http://www.alzheimerandyou.de/welcome/was-passiert-im-gehirn/
(Zuletzt geprüft am 19.10.2018)

Maier, T.

Nonnen für die Alzheimerforschung.
http://scienceblogs.de/weitergen/2014/03/nonnen-fuer-die-alzheimerforschung/
(Zuletzt geprüft am 19.10.2018)

Statistisches Bundesamt

Anteil älterer Menschen in der EU steigt auf neuen Höchstwert.

https://www.destatis.de/Europa/DE/Thema/BevoelkerungSoziales/Bevoelkerung/AeltereMenschen.html
(zuletzt geprüft am 01.09.2018)

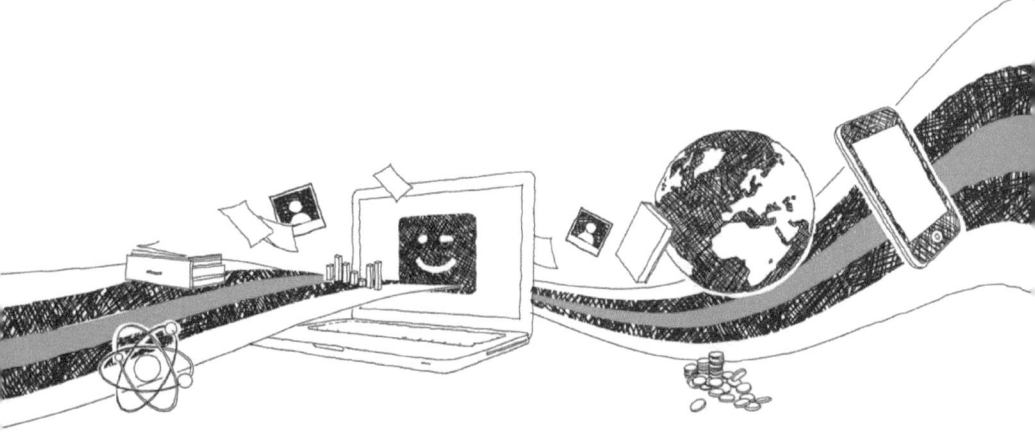
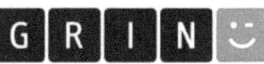